AF319110

LA

VACCINATION

ET LA

REVACCINATION

LEÇON PROFESSÉE AU MUSÉUM

PAR M. H. BOULEY

MEMBRE DE L'INSTITUT ET DE L'ACADÉMIE DE MÉDECINE
PROFESSEUR DE PATHOLOGIE COMPARÉE

PARIS

TYPOGRAPHIE DE V^{es} RENOU, MAULDE ET COCK
144, RUE DE RIVOLI, 144

1881

LA VACCINATION

ET LA REVACCINATION

LA
VACCINATION
ET LA
REVACCINATION
LEÇON PROFESSÉE AU MUSÉUM

Par M. H. BOULEY

MEMBRE DE L'INSTITUT ET DE L'ACADÉMIE DE MÉDECINE
PROFESSEUR DE PATHOLOGIE COMPARÉE

PARIS
TYPOGRAPHIE DE Vᵉˢ RENOU, MAULDE ET COCK
144, RUE DE RIVOLI, 144

1881

LA

VACCINATION

ET LA

REVACCINATION

Messieurs,

Ce fut une bien belle, bien merveilleuse découverte, et grandement féconde en bienfaits pour l'humanité que celle de la vaccination.

Depuis le vɪᵉ siècle, une maladie terrible, que l'antiquité n'avait pas connue, avait été importée dans l'Europe occidentale, dès les premières incursions des Sarrazins; puis graduellement elle s'était répandue en suivant, de préférence, les voies commerciales et, franchissant un jour l'Atlantique avec les conquérants du Nouveau-Monde, elle avait marché à leur suite, ajoutant ses ravages aux leurs avec une telle énergie que le chiffre de l'effrayante mortalité qu'elle a causée dans les populations vierges du nouveau continent ne se mesure que par des millions.

Cette maladie, c'est la variole. Dans le dernier siècle, elle fut la plus meurtrière des maladies aiguës, car la part qui lui revient dans la mortalité générale ne s'élève pas à moins du dixième. Sur dix morts, une lui revenait de droit; sur cent aveugles, cinquante devaient à ses coups leur désespérante infirmité.

Aujourd'hui, d'après les statistiques les plus rigoureuses, la mortalité par la variole n'est plus que de 1 pour 100.

C'est que, à la fin du dernier siècle « un homme s'est rencontré » — on peut bien emprunter à Bossuet l'une de ses périodes fameuses pour glorifier l'un des plus grands bienfaiteurs de l'humanité, — « un homme s'est rencontré, d'une profondeur d'esprit incroyable », qui devina, sous des phénomènes vulgaires, le lien caché de leurs rapports, comprit la raison de l'immunité singulière contre la variole qui, par une grâce d'état dont la cause était demeurée inconnue, appartenait, de notoriété traditionnelle, aux gens que leur métier mettait en contact de tous les jours avec des vaches ou avec les chevaux; et, maître de ce secret que son génie avait arraché à la nature, s'en servit pour mettre l'humanité tout entière en défense contre l'un des plus terribles fléaux dont elle subissait incessamment les sévices.

Emprunter à la vache le virus d'une maladie toute bénigne et tout éphémère, que l'induction d'abord et l'expérience ensuite avaient démontrée être l'antagoniste de la variole; faire occuper par ce virus l'organisme humain, de manière à le stériliser pour le virus variolique; et, grâce à cette heureuse substitution de la maladie la plus inoffensive à la plus terrible, épargner à l'homme presque toutes les chances de mort que celle-ci lui faisait courir et les stigmates si souvent hideux dont elle marquait ses survivants : voilà l'œuvre, la grande œuvre du grand Jenner qui a rendu le médecin maître de conjurer, par la plus simple des interventions, un mal terrible par lequel, dans la longue série des siècles antérieurs, les populations avaient été si violemment opprimées, sans que rien eut été trouvé qui put les soustraire à ses coups.

C'est à Jenner qu'il a été donné de dompter cette fatalité de la nature et de réaliser ainsi, de la manière la plus merveilleuse, ce qui doit être la suprême aspiration de la médecine : prévenir plutôt que guérir.

Il semblerait, Messieurs, que lorsqu'une aussi grande conquête a été accomplie, il ne devrait plus y avoir qu'une seule pensée, celle d'en bénéficier et d'en faire bénéficier toutes les générations qui se succèdent, dans tous les pays du monde, de manière à réduire au plus petit espace possible le terrain sur lequel le germe variolique peut trouver à se développer ; et, tout au moins, à tarir son énergie dans les lieux où il a pu encore prendre racine.

Cependant, cette unanimité de sentiment pour la grande invention de Jenner n'existe pas complète : « Des hommes se sont rencontrés » et se rencontrent encore, « d'un aveuglement incroyable, » qui non-seulement méconnaissent Jenner et son œuvre, mais encore ne tendent à rien moins qu'à vouloir faire sortir de cette œuvre, comme d'une boîte de Pandore, toute une longue série de maux.

Et cette étrange idée, contre laquelle protestent tant de faits, depuis quatre-vingts ans que Jenner a donné au monde son palladium contre la variole ; contre laquelle protestent tant d'expériences positives, multipliées dans tous les pays ; tant de statistiques rigoureuses ; cette étrange idée, contre laquelle protestent surtout les retours si violemment offensifs de la variole partout où, soit par esprit systématique, soit par négligence, les populations n'ont pas été mises sous l'égide protectrice de la vaccination ; cette idée si étrange, si anti-scientifique, une ligue s'est constituée pour la répandre par tous les moyens de propagande. Elle s'intitule : *La ligue internationale des anti-vaccinateurs* et compte dans ses rangs des médecins de différentes nationalités : Anglais, Allemands, Suisses, Belges, ainsi que des personnes étrangères à la médecine. Le Bureau de cette ligue singulière est actuellement à Paris et déploie un grand zèle pour la propagation de sa foi, afin d'y rallier le plus possible l'opinion, et de tâcher de faire échec au projet de loi dont la Chambre est saisie sur la vaccination et la revaccination obligatoires.

D'où vient cette rebellion organisée contre la grande invention ?

D'où vient cette ingrate répudiation de ses bienfaits? Sur quoi s'appuie-t-on pour tâcher de la miner dans l'opinion publique, afin d'arriver à dépouiller les populations de cette protection dont la vaccine les couvre si efficacement depuis quatre-vingts ans?

On est étonné, quand on cherche la raison de cette agitation contre la vaccine, de ne rien trouver de sérieux qui la motive. Aucun argument scientifique, aucune expérience, aucune statistique réelle. Affaire de sentiment, pures conjectures, inductions illégitimes, et voilà tout. Combien n'est-il pas déplorable de voir rangés dans cette ligue des hommes, comme des médecins, qui ne devraient s'inspirer que des méthodes rigoureuses et se défendre, de par la science, de conclusions qui n'ont pas pour assises des faits rigoureusement démontrés.

Au lieu de ces faits, bases nécessaires de tout jugement sérieux, sur quoi s'appuient les partisans de la ligue? D'abord, sur un sentiment aussi absurde que possible, de respect de l'ordre naturel des choses. Comme si la vie de l'homme ne se passait pas, depuis le commencement du monde, dans une lutte contre la nature, soit pour conjurer ses fatalités quand elles lui sont nuisibles, soit pour s'emparer de ses forces et les faire tourner à son avantage. Répudier la vaccine, parce qu'elle contrarierait l'ordre naturel des choses! Est-ce assez étrange, dans ce siècle-ci et dans le milieu européen?

Mais voici un autre argument de même force : la vaccine serait contraire à la dignité humaine. Emprunter à une vile créature animale une gouttelette virulente pour l'incorporer à la noble créature humaine, n'est-ce pas faire injure à notre majesté? Ces choses-là ont été dites et imprimées par des gens réputés sérieux, et se croyant tels, et qui, dans les pratiques de la vie, ne croient pas offenser leur propre majesté en ingurgitant, à pleine jatte, du lait sorti des mamelles de la vache, et encore tout imprégné de sa chaleur et de ses *esprits* d'ordre si secondaire.

Voilà les bizarres arguties de sentiment dont on s'arme pour tâcher de faire échec à la vaccine.

Un des missionnaires de la ligue actuelle attribue le succès de la vaccine à l'influence terrifiante que la Révolution française a exercée sur les têtes·couronnées. Dans le désarroi où ils se trouvaient, empereurs et rois, se sont faits les propagateurs, par leur propre exemple, de la découverte de Jenner, afin de regagner, par là, une popularité qu'ils sentaient leur échapper !

Comme une mauvaise cause est facilement inspiratrice de mauvaises raisons !

Les arguments prétendus d'ordre scientifique n'ont guère plus de valeur.

Si la vaccine réduit la mortalité par la variole, ce résultat se trouverait compensé, d'après les vaccinophobes, par la mortalité accrue sous l'influence de son action indirecte. Ici on s'inspire d'une vieille idée doctrinale, sans aucune base dans la réalité. C'est celle-ci : il y a des maladies dépuratrices, c'est-à-dire des maladies nécessaires, sortes de fonctions accidentelles de l'organisme, qui ont pour objet, marqué par le destin, et pour résultat, de dépouiller l'organisme d'une humeur nuisible. La vaccine a cette conséquence d'empêcher l'exécution de cette fonction, en prévenant la variole. Que devient alors l'humeur nuisible qui devait être éliminée? Elle cherche sa voie par ailleurs que par la peau; c'est sur la muqueuse intestinale qu'elle se porte, et au lieu de l'effort éruptif extérieur, vous avez celui qui se passe sur l'intestin. Voilà comment la vaccine est prédisposante de la fièvre typhoïde qui se charge de remplacer la variole dans sa fonction dépuratoire, et qui lui est supérieure au point de vue de la nocivité. D'où la mortalité plus grande qu'elle entraîne. Rien de fondé scientifiquement dans cette doctrine humorale de la dépuration par la variole; rien d'exact dans les faits qu'on invoque comme démonstratifs de la plus grande fréquence de la fièvre typhoïde depuis l'application de la vaccine. Ce n'est là qu'une illusion qui résulte de ce que cette maladie mieux connue est plus facilement et plus souvent reconnue : d'où le nombre en apparence accrue de ses attaques.

Le grand cheval de bataille des vaccinophobes, c'est la possibilité que les voies ouvertes au vaccin ne le soient, en même temps, à d'autres virus comme celui de la syphilis de l'homme, de la morve du cheval, du charbon de la vache.

Aucun fait ne peut être cité qui témoigne que jamais les virus de la morve ou du charbon aient eu accès dans l'organisme humain par les piqûres de l'inoculation vaccinale. C'est qu'en effet, rien n'est facile comme d'éviter cette éventualité dont les chances sont tellement réduites que depuis quatre-vingts ans, l'occasion de sa réalisation ne s'est pas encore rencontrée. En faisant un choix attentif des sujets vaccinifères, dans l'une et l'autre espèce, on pourra toujours se mettre en garde contre les accidents de contagion de maladies qui seraient concomitantes.

Quant à la syphilis, oui, son inoculation est possible avec le vaccin. Mais combien rares en sont les exemples et pourrait-on être justifié de répudier la vaccine et ses immenses bienfaits pour se soustraire aux chances infiniment petites d'une infection qu'un examen attentif des enfants vaccinifères peut aussi faire éviter.

Rien ne justifie donc cette ligue des anti-vaccinateurs, rien ne la motive; tout doit la faire repousser, tout la condamne comme une coalition coupable, car elle a fait la preuve du mal dont elle peut être capable quand les efforts de sa propagande réussissent à lui faire produire ses effets. C'est ce qui a eu lieu à Leipsig dans la période 1870-1872. Voici les renseignements que donne, sur ce point, M. le professeur Léon Colin, du Val-de-Grâce, dans son beau *Traité des maladies épidémiques* : « Depuis quelques années, dit-il, s'était constituée, à Leipsig, une véritable ligue, qui, au nom de certains dogmes, aussi absurdes que mensongers, avait lutté contre la découverte de Jenner, par tous les moyens : presse, clubs, associations et, en somme, était arrivée au double résultat d'empêcher la vaccination d'un grand nombre d'enfants et la revaccination de beaucoup d'adultes. On comprend, dès lors, la mortalité relative si étrange des enfants dans une épidémie varioleuse qui se déclara de 1870 à 1872; sur 1027 décès par variole, il y en eut 715 qui se rapportent à des enfants âgés de moins de quinze ans et 312 seulement à des adultes. La mortalité des enfants fut de 2.99 sur 100 de la population infantile de la ville et de 0.48 sur 100 de la population adulte. Celle-ci jouissait encore du bénéfice de la vaccination à laquelle elle avait été soumise avant que les effets de la prédication contre la vaccine eussent pu se produire.

« Voilà, dit M. Léon Colin, en Europe, dans un pays civilisé, en une ville célèbre par son Université, la preuve des terribles dangers enfantés par les dépréciateurs de la vaccine. On y a sciemment, intentionnellement, refusé aux nouveaux-nés cette protection vaccinale à laquelle, depuis Jenner, ils ont droit : l'on a ainsi voué, d'avance, comme victimes à la première épidémie de variole une série de jeunes générations. »

C'était dans la logique des choses. Les enfants de la capitale saxonne ont été offerts, tout nus, aux traits du fléau et ces traits les ont atteints et blessés à mort en grand nombre ; si on les avait couverts du palladium que Jenner a trouvé, ils auraient été épargnés.

Après tout, cette expérience, trop en grand, que les habitants de Leipsig ont fait en 1870-1872, est si démonstrative de l'efficacité préservatrice de la vaccine contre la variole, qu'on s'étonnerait qu'il y eut encore aujourd'hui une ligue des anti-vaccinateurs, si l'on ne savait combien l'esprit de système est dominateur et rend inclairvoyants ceux qui le subissent. Et puis, il faut bien le dire, il y a une sorte de gens qui ne sont pas exigeants en matière de démonstration et qui acceptent très-volontiers, comme expression de la vérité, des inductions tirées de rapprochements plus ou moins autorisés ou plus ou moins bien interprétés.

C'est ce qui est arrivé à Leipsig et ce qui pourrait se revoir ailleurs sous l'influence de la propagande des membres de la *ligue internationale* des anti-vaccinateurs, qui s'agite beaucoup, multiplie ses démarches, répand ses publications et tâche, par des conférences, de presser sur l'opinion publique.

Il n'est donc pas sans intérêt, puisque, aussi bien, cette propagande a pu produire ses effets désastreux dans une ville lettrée, comme Leipsig, il n'est donc pas sans intérêt et sans utilité d'opposer aux inductions illégitimes et erronnées des anti-vaccinateurs, les preuves expéri-

mentales si concluantes par leur nombre et leur signification rigou-
reuse qui portent un si irréfragable témoignage en faveur de l'efficacité
de la vaccine contre la variole.

Les statistiques des pays dont la population n'est pas considérable,
comme la Suède, par exemple, fournissent souvent des documents qui,
par leur netteté et leur précision, ont une valeur qui se rapproche de celle
des faits obtenus par l'expérimentation directe. J'emprunte à un
article publié récemment, dans la *Gazette médicale*, par le docteur
Vacher, ceux que je vais reproduire en les résumant.

Il résulte d'un état de la mortalité générale et des décès par variole
depuis 1750 jusqu'à 1880, publié par le gouvernement suédois, que, de
1750 à 1801, époque où la vaccine fut introduite en Suède, on comptait
annuellement 1 décès par variole sur 364 habitants, et que les décès
par variole formaient le dixième de la mortalité générale.

De 1801 à 1877, la mortalité par variole n'est plus que de 1 par
5355 habitants et ne représente plus que le centième de l'ensemble des
décès de toutes causes.

Les relevés du gouvernement suédois montrent que, jusqu'en 1801,
le chiffre des décès par la variole est toujours très-élevé ; qu'il décroît
sensiblement dans la période de 1801 à 1812, où la pratique de la
vaccination se répand ; et qu'à partir de 1812, époque où la vaccination,
déjà couramment pratiquée, est devenue obligatoire, le nombre annuel
des morts occasionnées par la variole est insignifiant.

Que disent contre ce témoignage si indiscutable les anti-vaccinateurs? Que le bénéfice de la vaccine est illusoire, attendu que si elle a
réduit la dîme mortuaire de la variole, elle a aggravé la mortalité sur
d'autres points, notamment dans les maladies de l'enfance.

Voici ce que répondent les faits à cette assertion sans preuve :

Le docteur Sidenbladh, de Stockholm, a établi, d'après les documents statistiques publiés par le gouvernement suédois, que la mortalité
dans la première année de la vie qui était de 23.5 pour 100 enfants vers
1760, se trouvait réduite actuellement à peu près de moitié, 13.8
pour 100.

Les anti-vaccinateurs osent soutenir que la mortalité générale est plus grande aujourd'hui qu'avant la généralisation de la pratique de la vaccine, sans doute parce qu'elle a empêché de s'ouvrir les sources de dépuration humorale que représentent les pustules varioliques.

A cela, voici ce que répondent les chiffres de la statistique suédoise :

Avant la vaccine, en Suède, la mortalité moyenne générale était de 27 pour 1000 habitants dans la deuxième moitié du xviii⁰ siècle.

La moyenne des décès par variole était d'un dixième de l'ensemble de tous les décès, soit 2.7 pour 1000 habitants.

Depuis 1801, date de l'introduction de la vaccination, la mortalité générale dans ce pays n'est plus que de 22 pour 1000, soit une augmentation de trois ans et demi dans la durée de la vie humaine.

En France, cet accroissement est bien plus considérable. La durée moyenne de la vie qui, en 1785, était de vingt-sept ans et demi, est aujourd'hui supérieure à quarante ans. Sans doute que la totalité de ce résultat n'est pas due exclusivement à la vaccine, mais elle y figure pour plus de trois ans et, conséquemment, cette imputation lancée contre elle, par les anti-vaccinateurs, d'avoir abrégé la vie, est absolument le contraire de la vérité.

Rien n'est donc fondé de tous les méfaits attribués à la vaccine, de son influence pernicieuse qui se traduirait par la gravité plus grande des maladies de l'enfance, et par une augmentation de la mortalité générale.

Mais il y a des anti-vaccinateurs qui poussent leur fureur de ligueur jusqu'à contester, à la vaccine, des vertus préservatrices. L'un des orateurs de la ligue a soutenu cette thèse « que les piqûres vaccinales faites au bras des enfants constituent une recette empirique de la même force que celle qui consiste à percer les oreilles des enfants pour les préserver des ophthalmies et que la preuve de la valeur prophylactique de la vaccine est encore à faire. »

Cela est tout à fait insensé; mais puisque, aussi bien, des arguments de cette force ont pu avoir prise, en 1870-72, sur un assez grand nombre d'habitants de Leipsig et les aveugler à ce point que, méconnaissant tout le passé de la vaccine, ils ont renoncé à sa protection pour leurs propres enfants et les ont livrés en proie à la variole dont ils ont été frappés mortellement en si grand nombre; puisque, disai-je, la prédication de la doctrine des anti-vaccinateurs a pu avoir un si désastreux résultat, il ne faut pas se lasser de rappeler les faits qui témoignent si puissamment, et avec tant de constance, de l'efficacité de la vaccine pour revêtir l'organisme de l'immunité contre la variole.

Voici des chiffres qui en témoignent. Je les emprunte à un Mémoire de M. le docteur Martin, publié dans la *Revue scientifique :*

Dans la grande épidémie de variole qui a sévi sur l'Europe dans la période de 1868 à 1873, la différence est très-grande entre les chiffres qui expriment la mortalité par la variole dans les différents pays, suivant que la vaccination y est obligatoire ou ne l'est pas. Ainsi, tandis que, en Prusse et dans les Pays-Bays, où la vaccination n'était pas obligatoire, la mortalité par la variole s'est élevée à 5767 pour le premier de ces pays et à 5721 pour le deuxième, par millions d'habitants, pendant la période quinquennale de 1868 à 1873; elle n'a été que de 2376 en Angleterre, 2219 en Bavière, 1524 en Écosse, et 1339 en Suède, tous pays où la vaccination est obligatoire.

Il est de notoriété certaine, indiscutable, que la vaccine prévient les attaques de la variole sur les groupes dans lesquels on a la précaution d'entretenir l'immunité par des revaccinations suivies. « C'est grâce à la fréquence et à la régularité des vaccinations, dit M. Léon Colin, que l'armée prussienne a été à peine touchée par l'épidémie variolique qui, de 1857 à 1861, a couvert toute l'Allemagne et causé dans la population civile de la Prusse seulement, près de 8000 décès : immunité remarquable que nous avons vue se renouveler, quoique à un moindre degré. Pendant la guerre de 1870-71, au moment où elle se trouvait entre Paris où régnait la variole et la province qui en était également atteinte, l'armée allemande n'a eu, en effet, que peu de varioleux. Parmi les quelques centaines de prisonniers de cette armée qui étaient renfermés à Paris, un seul a été envoyé à Bicêtre comme varioleux et son affection avait été si fugace que nous conservons des doutes sur ce diagnostic. »

Mêmes résultats peuvent être observés aujourd'hui sur notre armée. Depuis que les revaccinations y sont pratiquées avec une grande régularité et que même on a le soin de renforcer, par une revaccination d'urgence, l'immunité de nos soldats dans toutes les localités où sévit la variole sur la population civile, le contraste est frappant, et absolument démonstratif, entre les chiffres par lesquels se mesurent les atteintes et les sévices de cette maladie sur les habitants d'un côté, et sur les groupes militaires de l'autre. Pour ces derniers, chiffres toujours très-minimes; et, pour les autres, le plus souvent, très-élevés. Et cela partout, invariablement.

Aussi, peut-on dire que l'entretien dans l'armée de l'immunité contre la variole est une mesure conservatrice de la force de l'armée et de sa plus complète adaptation à son rôle. Sa puissance n'est-elle pas accrue de son invulnérabilité contre l'un des fléaux les plus démoralisateurs qui puissent l'atteindre?

Au point de vue de la grande ressource militaire que la vaccination constitue, quel puissant enseignement doit ressortir pour nous, de l'expérience douloureuse de la guerre de 1870! Tandis que l'armée intérieure de Paris, celle que formaient les mobiles tout particulièrement était en proie à la variole qui la décimait d'une manière cruelle, l'armée ennemie, couverte par le palladium de la vaccine bravait la contagion et s'en trouvait épargnée. Et en présence de pareils faits, une ligue a pu se constituer contre la plus bienfaisante et la plus efficace des mesures prophylactiques dont la médecine ait été dotée! Et la doctrine de ces étranges ligueurs a trouvé des croyants! Et ces croyants, trop sincères, ne se sont pas contentés de croire, ils ont conformé leur conduite à leur foi et voué systématiquement à la mort, par la plus terrible des contagions, leurs propres enfants qu'ils pouvaient si aisément sauver, et avec tant de certitude scientifique, en les dotant de l'immunité que la vaccination leur assurait! Et cela s'est vu de nos jours et peut se revoir encore!

Multiplions donc les preuves contre une doctrine extravagante.

Voici des chiffres bien éloquents que M. le docteur Martin a empruntés aux documents du parlement anglais et qu'il a reproduits dans son Mémoire plein d'intérêt sur la revaccination obligatoire que vient de publier la *Revue scientifique*. Ces chiffres expriment la mortalité annuelle moyenne, causée par la variole, sur un million d'habitants avant et après l'invention de la vaccine.

Rien de plus instructif que leur comparaison :

Périodes avant et après l'introduction de la vaccine auxquelles se rapportent les données sur la mortalité de la variole.	Pays.	Mortalité annuelle moyenne sur un million d'habitants.	
		Avant l'inoculation de la vaccine.	Après l'inoculation de la vaccine.
1777-1806 et 1807-1850.	Autriche inférieure.	2484	380
1777-1806 et 1807-1850.	Autriche supérieure et Salzbourg. . . ,	1421	501
1777-1806 et 1807-1950.	Styrie	1052	446
1777-1806 et 1807-1850.	Illyrie..	518	244
1777-1806 et 1838-1850.	Trieste. . . . . . . ,	14046	182
1777-1803 et 1807-1850.	Tyrol et Voralberg. .	911	170
1777-1806 et 1807-1850.	Bohême. . , ...	2174	215
1777-1806 et 1807-1850.	Moravie	5402	255
1777-1806 et 1807-1850.	Silésie autrichienne .	5812	198
1777-1806 et 1807-1850.	Galicie. . . . . . . ,	1194	676
1787-1806 et 1807-1850.	Bukowine. .. . . . . ,	3527	516
1781-1805 et 1810-1850.	Berlin..	3422	176
1774-1801 et 1810-1850.	Suède	2050	158
1751-1800 et 1801-1850.	Copenhague.	3128	286

Quoi de plus démonstratif et de plus convaincant que de pareilles différences. La mortalité moyenne annuelle s'exprimant par le chiffre 14,000 par million d'habitants dans la province de Trieste, dans la période des trente-trois années qui précèdent l'application de la vaccine, et ce chiffre se trouvant réduit à 182 dans la période de quarante-deux ans qui suit la pratique de la vaccination.

Et toutes les statistiques dans tous les pays sont univoques à cet égard.

Inutile d'insister. La preuve est faite, archi-faite que la vaccine, en préservant de la variole, a été une sauvegarde contre la mort, dans une très-large proportion.

Mais ses effets ne se prolongent pas généralement pendant toute la vie. Le terrain que la vaccine a stérilisé pour le germe de la variole peut redevenir peu à peu apte à sa culture. L'expérience en témoigne aujourd'hui. Du temps de Jenner et dans les années qui suivirent, on pouvait croire à une efficacité préservatrice de la vaccine égale à celle de la variole elle-même : les faits n'avaient pas encore parlé. Mais aujourd'hui on sait, d'après eux, à quoi s'en tenir. Au point de vue de l'immunité qu'elles confèrent, l'une et l'autre, la vaccine est inférieure à la variole. Pourquoi cela? Serait-ce que les vertus du vaccin se seraient peu à peu atténuées par l'influence de cette longue série d'organismes humains à travers lesquels on l'a fait passer depuis Jenner? Beaucoup penchent vers cette opinion que les expériences de la Commission lyonnaise tendent à contredire, car le cowpox qu'elle a fait naître du vaccin jennerien, transporté sur des vaches, s'est montré tout aussi beau dans son développement que le cowpox issu du cowpox lui-même. Il est plus admissible que c'est l'organisme vacciné qui peu à peu se reconstitue dans de telles conditions de composition que les virus, soit de la variole, soit de la vaccine, y retrouvent les éléments propres à leur culture. Quoi qu'il en soit des causes encore inconnues de cette aptitude récupérée à la longue, ce qui demeure certain c'est que, dans un grand nombre de cas, l'organisme redevient un milieu propre à la culture du virus vaccinal, ce qui implique qu'il a perdu son immunité contre la variole, car là où prend le vaccin, le virus variolique peut prendre également. Les expériences de la Commission lyonnaise en portent témoignage.

D'où la nécessité de la revaccination pour refaire une immunité nouvelle à ceux qui l'ont perdue, ou pour la renforcer dans les organismes où, sans avoir encore disparu, elle est en train de décliner.

A ce dernier point de vue, il est important de bien faire remarquer que la perte de l'immunité ne se produit pas par un à-coup subit; c'est par une gradation plus ou moins lente qu'elle s'accomplit, en sorte que dans la période de déclin, il y a des degrés dans l'immunité dont l'organisme peut encore bénéficier pour se défendre dans une certaine mesure contre les atteintes de la variole. C'est ce qui explique que souvent, sur les individus vaccinés, la variole, quand elle a pu prendre, se manifeste avec des caractères d'intensité moindre que lorsque son germe est tombé et pullule sur un terrain vierge de toute vaccination antérieure. Ainsi cette vaccine, qui a retrouvé de nos jours ses blasphémateurs des premiers temps, protège encore même lorsqu'elle a cessé d'être complètement efficace; et les germes de la variole ne trouvent pas un milieu qui soit tout à fait favorable aux manifestations de leur activité dans celui qui a reçu l'ensemencement des germes de la vaccine.

Ce n'est pas, du reste, là un fait qui soit particulier aux virulences antagonistes de la variole et de la vaccine. Quand l'immunité contre une maladie contagieuse est acquise à un organisme par une première imprégnation du virus même de cette maladie, cette immunité peut avoir aussi ses degrés dont la mesure est donnée par les effets plus ou moins marqués d'inoculations successives. C'est ce dont témoignent les expériences de M. Pasteur sur le choléra des poules et celles de M. Chauveau sur le charbon des moutons algériens. Tel organisme inoculé peut se montrer encore susceptible du virus qu'il a reçu, lequel traduit ses effets avec une intensité décroissante suivant le degré de cette susceptibilité, jusqu'à ce qu'enfin le terrain se montre complètement stérile. Il y a là des indications et un enseignement expérimental dont la pratique doit tirer profit pour faire produire à la vaccination la plus grande somme de ses effets, c'est-à-dire l'immunité immédiate complète et sa réfection complète aussi après son épuisement.

La disparition de l'immunité vaccinale étant un fait dont l'expérience constate la réalité pour un grand nombre de vaccinés, la nécessité de la revaccination générale s'impose par cela même, car c'est l'épreuve de la vaccination seule qui peut faire reconnaître si un milieu organique est redevenu propre à la culture du virus variolique, ou lui est encore stérile. Ne pas revacciner, c'est laisser au fléau de la variole autant de proies qu'il y a d'individus destitués de leur immunité, au moment où une épidémie vient à sévir. Et cette épidémie, elle n'est en définitive que l'expression de ce fait que, dans une population donnée, un grand nombre de sujets se trouvent actuellement susceptibles de l'action du virus variolique, soit qu'ils aient perdu leur immunité, soit qu'ils n'aient jamais été vaccinés et qu'ils se trouvent encore indemnes de toute attaque de variole. Faites disparaître ces conditions qui sont celles de l'épidémie, que l'immunité soit rendue ou acquise aux individus dans une population menacée, et l'épidémie n'aura pas de raison pour paraître ou n'en aura plus pour durer, puisque la semence virulente d'où elle procède ne tombera plus que sur des terrains stérilisés pour elle.

Cela n'est pas une vue de l'esprit, c'est l'expression de ce qu'une longue expérience a fait connaître depuis la découverte de la vaccine.

Voici encore des chiffres qui en témoignent. Je les emprunte au Mémoire de M. Martin :

Dans l'armée prussienne, dont tous les hommes avaient été soumis à la revaccination avant leur entrée en campagne en 1870, la proportion de la mortalité par la variole a été, sur 10,000 hommes, de 5.8, tandis que sur le même chiffre, elle a été de 222.6, dans la garnison française de Langres dont la statistique a été dressée. Cette résistance de l'armée prussienne à la variole, malgré les foyers de contagion auxquels elle a été exposée, est un fait très-caractéristique et très-instructif dont nous avons su profiter, du reste. Une circulaire ministérielle, en date du 8 mars 1875, a rendu obligatoire la vaccination et revaccination des soldats de l'armée française au moment de leur incorporation. Qu'est-il résulté de cette mesure? C'est que l'armée protégée par la vaccine peut traverser, sans souffrir d'atteintes sérieuses, les épidémies varioleuses dans les garnisons qu'elle occupe. A Paris, par exemple, une épidémie variolique grave sévit depuis un an. Eh bien, la statistique de M. le docteur Bertillon nous enseigne que, du 1er janvier au 1er juillet 1880, sur 10,000 individus, on a constaté 9.50 varioles dans la population civile masculine de quinze à trente-cinq ans et 1.25 seulement dans la population militaire.

La nécessité de la revaccination ressort donc évidente de l'ensemble des faits.

Une chose étonne c'est qu'une mesure sanitaire aussi puissante que la vaccine et qui touche de si près aux intérêts les plus chers de la famille et de l'État, ait été laissée presque complètement à la discrétion des volontés individuelles, au lieu d'être imposée à tous par la loi, et plus spécialement à ceux qui ont charge d'âme dans la personne de leurs enfants qu'ils ont le devoir de protéger, de tous leurs moyens, contre tout ce qui peut leur nuire. Or, quelle maladie peut être plus nuisible que la terrible variole, qui tue si souvent, qui défigure presque toujours et qui, dans un trop grand nombre de cas, en privant de la vue le malheureux qu'elle a frappé, prive la Société, la plupart du temps, de la plus grande somme des services utiles qu'il pouvait lui rendre, quand elle ne le laisse pas entièrement à sa charge.

Mais ce n'est pas seulement à soi-même et aux siens que l'on peut porter les plus graves dommages en s'abstenant de se prémunir contre la variole par la vaccination. Ceux qui n'ont pas reçu cette précieuse immunité sont voués presque inévitablement à la contagion, en deviennent les aliments et ils ont ainsi leur part individuelle de responsabilité dans le développement des vastes épidémies qui font de si grands vides dans les populations et causent tant d'irréparables malheurs. Au rapport du docteur Vacher, il n'y a pas d'exagération à porter à 200,000 le nombre des victimes de la petite vérole dans l'épidémie trop célèbre de 1868-1873.

Quels chiffres et quels arguments pour qu'à l'endroit de la variole, les citoyens ne conservent pas la propriété absolue de leur corps, et qu'ici, comme en tout, la liberté individuelle trouve sa limite dans le dommage que sa jouissance peut causer à autrui. La liberté des contagions est une de celles que l'intérêt commun commande le plus de réfréner. La puissance publique s'arme de toute son énergie contre les contagions animales qui peuvent causer de si grandes ruines quand on leur laisse la liberté de se répandre. Ce n'est pas, sans doute, quoi que puissent en penser les membres de la ligue anti-vaccinatrice, porter atteinte à la dignité humaine, que de protéger nos personnes contre les contagions, par des lois qui soient conservatrices pour chacun, et ôtent à chacun la redoutable faculté de s'infecter des germes contagieux qui le rendent dommageable à tous.

C'est la connaissance des faits qui viennent d'être exposés; c'est cette longue démonstration expérimentale, poursuivie pendant quatre-vingts ans dans tous les pays, d'abord de l'efficacité certaine de la vaccine pour prémunir contre la variole; et ensuite de la reconstitution graduelle des aptitudes de l'organisme à contracter de nouveau la variole malgré la vaccine dont la vertu préservatrice finit par s'épuiser sur un nombre indéterminé de sujets : ce sont ces faits et ces notions certaines qui ont inspiré à M. le docteur Liouville, député, l'heureuse idée de rendre obligatoires la vaccination et la revaccination, par une loi spéciale qui ôterait aux chefs de famille cette liberté malfaisante de laisser leurs enfants exposés, sans protection, à la plus terrible des contagions; et aux adultes cette liberté non moins nuisible de s'y exposer eux-mêmes et d'en accroître le foyer en contribuant, par leur propre personne, à l'alimenter et à l'entretenir. La loi qui portera dans l'histoire le nom de *Loi-Liouville*, si les Chambres en adoptent le projet, est une loi sanitaire par excellence, puisqu'elle doit avoir pour résultat de ne plus permettre à la variole de grandir dans ces énormes proportions dont ces dernières années nous ont donné de si terribles exemples, au grand dommage des populations qui en ont subi les atteintes; et il faut bien le dire aussi, à la honte des gouvernements, qui n'ont pas eu la prévoyance de protéger ces populations contre elles-mêmes, c'est-à-dire de les défendre des suites de leur insouciance ou de leur ignorance ou de leur mauvaise volonté, en leur imposant l'obligation salutaire, pour chacun et pour tous, de se rendre invulnérables aux coups de la variole.

Quelles objections peut-on faire à l'application d'une loi de cette nature qui, sans aucun risque pour les personnes qui y seront soumises, à si peu de frais, par des moyens si simples et si faciles, peut produire de si grands, de si complets, de si féconds résultats!

Dira-t-on qu'elle est impraticable? Mais la France est devancée, et depuis bien longtemps déjà, dans la voie où l'on voudrait la faire entrer aujourd'hui. Neuf ans après l'invention de la vaccine, dès 1807, il s'est trouvé un gouvernement qui, plein de foi dans le génie de Jenner et dans la supériorité de la méthode prophylactique qu'il venait d'inventer, osa violenter les populations jusqu'à leur en imposer le bienfait de par la loi. Ce gouvernement est celui de la Bavière; c'est à lui que revient l'honneur de cette initiative qui témoigne d'une si grande supériorité de vue de la part du chef d'État qui eut le courage d'en prendre et d'en accepter la responsabilité à une époque où l'expérience de la valeur de l'invention nouvelle était à peine faite, et où l'opinion publique n'avait pas encore eu le temps d'être éclairée sur ce point par les faits.

En 1816, la Suède suivit l'exemple si heureusement donné par la Bavière; puis vint le tour du Wurtemberg en 1818.

Ce premier mouvement s'arrêta là; et une longue période de quarante-six ans s'écoule avant qu'un autre gouvernement, en Europe, se décide à imposer l'obligation de la vaccine pour refréner les ravages des épidémies varioliques. C'est l'Écosse qui, en 1854, reprit cette initiative; l'Angleterre la suivit en 1867 et l'Irlande en 1868. La loi anglaise de 1867 a été complétée en 1871 par un nouveau bill. Quelques cantons de la Suisse ont imité ces exemples. Enfin, en 1874, une loi d'Empire a rendu la vaccination obligatoire dans toute l'Allemagne. Les résultats si concluants obtenus par l'application à l'armée de cette mesure si vraiment sanitaire ne pouvaient pas manquer de déterminer les gouvernements à en faire bénéficier les populations civiles.

Ainsi donc l'expérience est faite, et suffisamment en grand et depuis assez longtemps, pour que l'objection de l'impraticabilité que l'on ne manquera pas d'opposer à la loi-Liouville tombe d'elle-même. Le bien qui se fait en dehors de nos frontières peut et doit être réalisé en dedans, et l'on peut dire que les gouvernements manquent à leur mission quand ils ne font pas profiter leurs nationaux de tout ce qui, dans le domaine du bien, a été acquis par l'expérience dans les pays étrangers.

Mais la liberté individuelle? Elle a sa limite, on ne saurait trop le répéter, au point exact où elle commence à être nuisible aux autres. Chacun peut porter sa haire aussi rude qu'il le voudra; se mortifier, s'il le juge convenable, à coups de discipline; voire même se transformer en eunuque, si tel est son bon plaisir; la société n'a rien à y voir, à la condition toutefois que, sur ce dernier point, on ne cherche pas, comme une certaine secte de la Russie, au moment actuel, à faire de la propagande. Dans tous ces actes, ce n'est qu'à soi qu'on cause un dommage. Mais quand on se laisse gagner par une contagion contre laquelle la science a donné le moyen de se défendre et que, faute d'avoir usé de ce moyen, on s'est transformé en instrument de cette contagion que l'on communique aux autres, on a fait usage, en agissant ainsi, d'une liberté nuisible, et la puissance publique, éclairée par l'expérience des dommages causés par l'usage de cette liberté, qui est devenu un abus, a le droit et le devoir d'y mettre un frein.

La loi dont M. Liouville a conçu le projet, et qui est soumise actuellement aux délibérations de la Chambre des députés, est donc parfaitement justifiée.

La première de ses prescriptions marque à six mois la limite de temps fixée aux parents pour faire vacciner l'enfant nouveau-né. Plus tôt, en effet, on le protégera, et plus sûrement on le soustraira aux atteintes de la redoutable maladie. La statistique de l'Écosse, où la vaccination est obligatoire dans les premiers six mois, donne la preuve, par des chiffres, des avantages de cette pratique vraiment sanitaire. Avant que la vaccination fût imposée, la mortalité par la variole, pour une période de dix ans, avait été de 310, de l'âge de zéro à six mois, sur 100,000 enfants; après l'obligation, le chiffre de cette mortalité s'abaisse à 174.

Inutile de multiplier les chiffres tant cela est devenu une vérité évidente par elle-même. Ce qui est vrai de la vaccination l'est également de la revaccination. Puisque la vertu de la vaccine est susceptible de s'épuiser; puisque, après un certain temps écoulé, l'organisme cesse, peu à peu, d'être revêtu de cette complète protection dont elle l'avait couvert, il demeure évident que la nécessité s'impose de recourir une nouvelle fois à la vaccination pour en obtenir de nouveau les avantages incontestables qu'elle avait une fois donnés, sauf à recommencer encore quand son influence préservatrice aura cessé d'être efficace. A cet égard les faits sont aujourd'hui accumulés, qui témoignent de la puissance des revaccinations pour réduire l'intensité des épidémies varioliques et arrêter leur expansion.

Mais on fait à la loi proposée l'objection qu'elle sera d'une application difficile. Sans doute, mais avec le temps, les difficultés s'aplaniront, et, en matière sanitaire, c'est beaucoup pour un principe qu'il ait reçu la consécration de la loi. Si l'obligation devenue légale rencontre des récalcitrants, au moment où la loi est promulguée, dans ceux qui ne veulent pas y conformer leur esprit, il n'en est plus de même des générations qui viennent après, et auxquelles la loi s'impose graduellement, de par l'autorité qui lui est inhérente.

Et puis l'expérience fait son œuvre, la loi prouve son utilité par son action même et le moment arrive où tout le monde l'accepte et s'y conforme. Voyez ce qui est arrivé pour la loi Grammont. Elle a été considérée dans le principe comme attentatoire à la liberté des propriétaires des animaux. Bien des résistances lui ont été opposées. Peu à peu, cependant, elle a produit ses effets ; sous son influence salutaire, les mœurs des hommes préposés aux soins et à la conduite des animaux se sont adoucies ; ils se sont déshabitués de leurs violences grâce à la surveillance dont ils ont été l'objet, et les pénalités édictées par la loi, si légères qu'elles fussent, n'ont pas laissé cependant d'être efficaces.

Quelque chose d'analogue ne manquera pas de se produire, à l'endroit de la loi sur la revaccination. Du moment qu'elle existera elle s'imposera, comme naturellement, par la force même de son principe, et l'idée de lui résister s'atténuera graduellement.

Et puis, il faut compter aussi pour qu'une loi pareille produise tous ses effets sur la plus grande diffusion des connaissances qui résultera de l'instruction plus répandue. Pour un grand nombre, la résistance à accepter les mesures qui peuvent être le plus profitables à leurs propres intérêts, résulte de leur ignorance. Mieux éclairés, ils se trouveront amenés, par une notion plus vraie des choses, à donner à ces mesures l'assentiment qui est la condition nécessaire pour qu'une loi entre décidément dans les mœurs. Mais il ne faut pas oublier que si les mœurs font les lois vivantes, les lois contribuent de leur côté à exercer sur les mœurs une pression salutaire et finissent, avec l'aide du temps, par se les adapter. Il ne faut donc pas que les difficultés prévues, que peut rencontrer l'application d'une loi utile, découragent et détournent de la rendre. A ce compte, le progrès serait bien lent. Il faut souvent que la loi prenne les devants, qu'elle soit réformatrice des idées, qu'elle leur donne une impulsion dans le sens même de son principe, et qu'elle impose de par son autorité, même à l'encontre des opinions et des sentiments, le bien dont elle est grosse.

La loi Liouville est une loi bienfaisante ; elle a pour elle l'autorité de la science et de l'expérience ; et si elle était promulguée, elle ne tarderait pas à marquer ses effets par une réduction du chiffre de la mortalité que cause la variole.

C'est donc une loi vraiment sanitaire et j'ai, pour mon compte, la forte espérance qu'elle sortira des délibérations de nos Assemblées, malgré les résistances que les préjugés peuvent lui opposer.

18911   Paris. — Typographie de V^{es} RENOU, MAULDE ET COCK, rue de Rivoli, 144.